梦 想 的 力 量

拼音版

成才必备的

人体奥秘小百科

RENTI 体 奥 秘 AOMI XIAO BAIKE

芦 军 编著

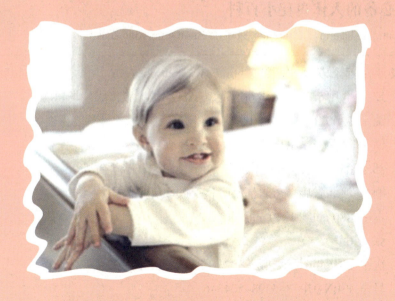

安徽美术出版社
全国百佳图书出版单位

图书在版编目（CIP）数据

成才必备的人体奥秘小百科 / 芦军编著. —合肥：
安徽美术出版社，2014.6（2021.8重印）
（梦想的力量）
ISBN 978-7-5398-5043-6

Ⅰ.①成…　Ⅱ.①芦…　Ⅲ.①人体—少儿读物　Ⅳ.①R32-49

中国版本图书馆CIP数据核字（2014）第106753号

出 版 人：王训海　　　　　　　责任编辑：张婷婷
责任印制：缪振光　　　　　　　责任校对：吴 丹
版式设计：北京鑫骏图文设计有限公司

梦想的力量
成才必备的人体奥秘小百科
Mengxiang de Liliang　　Chengcai Bibei de Renti Aomi Xiao Baike

出版发行：安徽美术出版社（http://www.ahmscbs.com/）
地　　址：合肥市政务文化新区翡翠路1118号出版传媒广场14层
邮　　编：230071
经　　销：全国新华书店
营 销 部：0551-63533604（省内）0551-63533607（省外）
印　　刷：河北省廊坊市永清县晔盛亚胶印有限公司
开　　本：880 mm × 1230 mm　1/16
印　　张：6
版　　次：2015年6月第1版　2021年8月第2次印刷
书　　号：ISBN 978-7-5398-5043-6
定　　价：29.80元

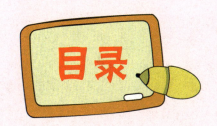

目录

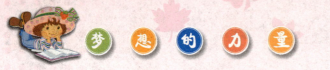
梦 想 的 力 量

2

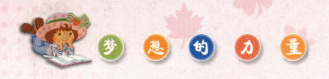

人体是左右对称的吗？
rén tǐ shì zuǒ yòu duì chèn de ma

人的身体似乎是左右对称的，事实上，人体的
左右两侧，并不是绝对对称的，但要精确测量才会
发现。就拿左右手来说，它们的粗细长短是不一
样的；人的眉毛也是一边高一边低；眼睛也往往
是一只大一只小；左右两只

脳膊和两条腿，粗细也是不
一样的。经常用左脳膊或
左腿的人，左脳
膊和左腿总是比
右边的粗；常用右侧
的人，则右侧粗一些。

从人体内部脏器来

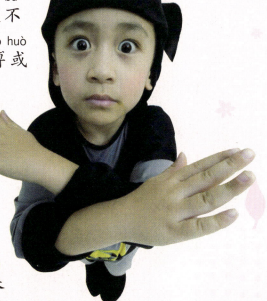

1

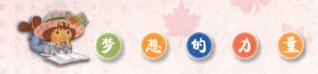

kàn　　zuǒ yòu liǎng cè de chā bié jiù gèng dà le　　yòu cè yǒu yī gè gān zàng
看，左右两侧的差别就更大了。右侧有一个肝脏，

zuǒ cè què shì yī gè pí zàng　　zuì míng xiǎn de shì xīn zàng　　tā bìng bù wèi
左侧却是一个脾脏。最明显的是心脏，它并不位

yú shēn tǐ de zhèng zhōng　　zhǐ yǒu yī xiǎo bù fen wèi yú xiōng qiāng yòu cè
于身体的正中，只有一小部分位于胸腔右侧，

jué dà bù fen zài zuǒ cè　　rén tǐ dà nǎo de gòu zào jí gōng néng　　zuǒ yòu
绝大部分在左侧。人体大脑的构造及功能，左右

liǎng cè yě bù wán quán yī yàng　　duì dà duō shù rén lái shuō　　zuǒ cè nǎo zi
两侧也不完全一样。对大多数人来说，左侧脑子

yǒu guǎn lǐ shuō huà　　shǐ yǔ yán lián guàn de shén jīng zhōng shū　　ér yòu
有管理说话、使语言连贯的神经中枢，而右

cè zé méi yǒu
侧则没有。

人体为什么会有气味？

每个人都有自己独特的体味，根据生物学家测定，人体散发的气味有1 000多种化学物质，其中呼吸器官排出的有149种；肠胃中的气味有250多种；尿液中有219种；粪便中有196种；汗液中有151种；皮肤表面有271种。

每个人的体味是不一样的，黑种人的腺体最丰富，他们的体味也就最浓；白人次之；黄种人相对来说体味最弱。另外，生活水平较高或经常大量食用肉食的人，都有比较浓的体味；而经常吃蔬菜的人，体味则比较清淡。这是因为偏重肉食的人，血液中的酸性物质

3

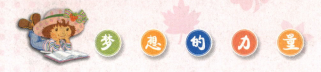

bǐ jiào duō　　zhè xiē wù zhì néng suí zhe hàn yè pái xiè dào tǐ wài　　ér xǐ huan
比较多，这些物质能随着汗液排泄到体外；而喜欢

chī sù shí de rén xuè yè zhōng hán jiǎn xìng wù zhì jiào duō　　néng gòu zhōng hé xuè
吃素食的人血液中含碱性物质较多，能够中和血

yè zhōng de suān xìng wù zhì　　tǐ wèi yě jiù méi yǒu nà me nóng le　　tǐ wèi
液中的酸性物质，体味也就没有那么浓了。体味

hái hé xìng bié yǒu guān xi　　chéng nián nán zǐ wǎng wǎng huì sàn fā chū hán yǒu wēi
还和性别有关系，成年男子往往会散发出含有微

liàng xióng xìng jī sù de tǐ wèi　　ér nǚ xìng zé huì sàn fā chū hán yǒu cí xìng
量雄性激素的体味；而女性则会散发出含有雌性

jī sù de tǐ wèi　　duì yì xìng jù yǒu yī dìng de xī yǐn lì
激素的体味，对异性具有一定的吸引力。

舌头为什么能够辨别味道？

舌头能够分辨出不同的味道，是因为舌头上有许多乳头状的突起，突起里面含有"味蕾"。味蕾是味觉的先头兵，当接触到进入口腔的食物时，味蕾上的神经系统把它感觉到的味道报告给大脑，大脑下达味觉反应后，就品出味道了。

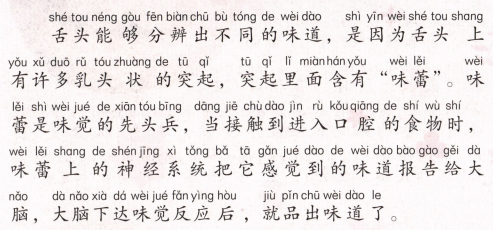

科学研究发现，味蕾有四种类型，每一种类型感受一种味觉刺激。人类感觉甜味的味蕾较多地分布在舌尖；感觉酸味的味蕾较多地分布在舌头两侧的后半部分；感觉苦味的味蕾集中在舌根部；而

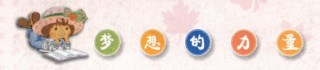

感觉咸味的味蕾在舌尖的
两侧。而且，咸味 传
递最快，甜味和酸味适
中，苦味在大脑中停留的
时间最长。同时，舌和口腔
还有大量的触觉和温度感受器，这种综合感受
传递到大脑，就会产生各种各样的复合味觉。

shàonián bái fà shì zěn me huí shì
少年白发是怎么回事？

rén de tóu fa zhī suǒ yǐ yǒu yán sè shì yīn wèi tóu fa li yǒu sè sù
人的头发之所以有颜色，是因为头发里有色素

kē lì tā shì yóu máo náng li de sè sù xì bāo fēn mì de rén dào le lǎo
颗粒，它是由毛囊里的色素细胞分泌的。人到了老

nián tóu fa jiù huì jiàn jiàn biàn bái zhè shì yīn wèi lǎo nián rén tǐ nèi gè zhǒng
年，头发就会渐渐变白。这是因为老年人体内各 种

jī néng dōu shuāi tuì le sè sù xì bāo fēn mì de sè sù kē lì gēn zhe jiǎn
机能都衰退了，色素细胞分泌的色素颗粒跟着减

shǎo tóu fa jiù huì biàn
少，头发就会变

bái yīn cǐ bái fà
白，因此白发

shì shuāi lǎo de biǎo
是衰老的表

xiàn yǒu xiē
现。有些

nián qīng rén
年轻人，

shèn zhì xiǎo hái
甚至小孩

zi yě huì zhǎng chū
子也会长出

bái tóu fa wǒ men
白头发，我们

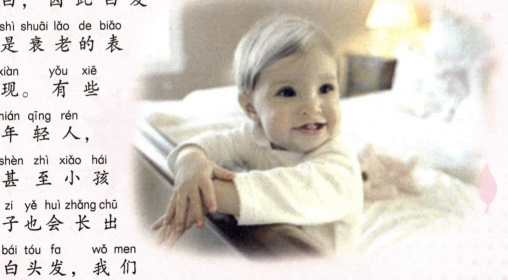

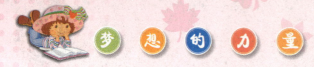

bǎ zhè zhǒng xiàn xiàng
把这种现象

jiào zuò shào bái tóu
叫作"少白头"。

nà me qīng shào nián
那么，青少年

de tóu fa wèi shén me
的头发为什么

huì biàn bái le ne
会变白了呢？

qīng shào nián bái
青少年白

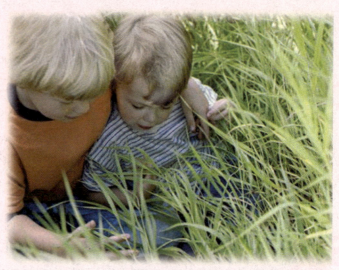

fà duō bàn shì xiān tiān xìng de yǔ yí chuán yǒu guān rú guǒ jiā zú shǐ zhōng
发多半是先天性的，与遗传有关。如果家族史 中

yǒu shào nián bái fà fā shēng nà me tā de zǐ sūn hòu dài yě kě néng yǒu zhè zhǒng
有少年白发发生，那么他的子孙后代也可能有这 种

xiàn xiàng chú le yí chuán yīn sù zhī wài shēng lǐ zhuàng kuàng yì cháng yě huì
现象。除了遗传因素之外，生理 状 况异常也会

dǎo zhì shào nián bái fà cǐ wài jīng shén jǐn zhāng yōu lǜ děng yīn sù
导致少年白发。此外，精神紧张、忧虑等因素，

dōu kě yǐ shǐ qīng shào nián de bái fà jiā zhòng dāng sè sù kē lì guò shǎo huò
都可以使青少年的白发加重。当色素颗粒过少，或

zhě zài shū sòng dào tóu fa de guò chéng zhōng chū xiàn zhàng ài shí jiù huì yǐng
者在输送到头发的过程 中出现障碍时，就会影

xiǎng tóu fa de yán sè yīn cǐ bù lùn nián líng dà xiǎo zhǐ yào tóu fa zhōng
响 头发的颜色。因此不论年龄大小，只要头发 中

de sè sù kē lì jiǎn shǎo dào yī dìng chéng dù dōu huì shǐ tóu fa biàn bái
的色素颗粒减少到一定 程度，都会使头发变白。

wèi shén me yǒu de rén shì zhí fà
为什么有的人是直发，
yǒu de rén shì juǎn fà
有的人是卷发？

rén de tóu fa zhī suǒ yǐ yǒu zhí fà hé juǎn fà zhī fēn　shì yóu yú máo
人的头发之所以有直发和卷发之分，是由于毛

náng xíng zhuàng bù tóng　měi yī gēn máo fà dōu gù dìng zài pí xià wēi xiǎo de
囊形状不同。每一根毛发都固定在皮下微小的

máo náng zhōng　máo náng de xíng zhuàng yǐng xiǎng máo fà de xíng zhuàng yuán xíng
毛囊中，毛囊的形状影响毛发的形状。圆形

de máo náng zhǎng chū de tóu
的毛囊长出的头

fa jiù xiǎn de zhí ér cū
发就显得直而粗，

zhè zhǒng tóu fa dōng fāng rén
这种头发东方人

jū duō　　tuǒ yuán xíng de máo
居多；椭圆形的毛

náng zhǎng chū de shì bō làng
囊长出的是波浪

shì de tóu fa　zhè zhǒng tóu
式的头发，这种头

fa xī fāng rén jiào duō　ér
发西方人较多；而

nà xiē yī tóu juǎn fà de rén
那些一头卷发的人

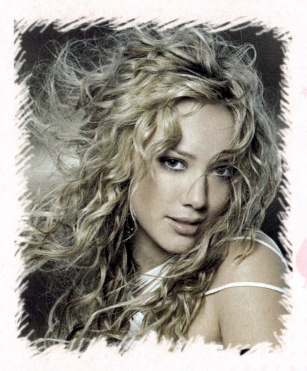

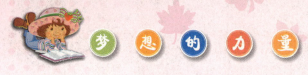

de máo náng shì luó xuánxíng de   hěn duō hēi rén dōu shì zhè yàng de tóu fa
的毛囊是螺旋形的，很多黑人都是这样的头发。

tóu fa zài shēng fā guò chéng zhōng kě yǐ chǎn shēng liǎng zhǒng sè sù
头发在生发过程中可以产生两种色素：

yī zhǒng néng shǐ tóu fa chéngxiàn yóu shēn hēi dào qiǎn hè sè de sè diào   lìng yī
一种能使头发呈现由深黑到浅褐色的色调；另一

zhǒng néng shǐ tóu fa chéngxiàn jīn sè   jīn hè sè huò zōng sè de sè diào   zhè
种能使头发呈现金色、金褐色或棕色的色调。这

liǎng zhǒng sè diào jiù xiàng liǎng zhǒng yán liào   yóu yú tā men de bù tóng zǔ hé
两种色调就像两种颜料，由于它们的不同组合

ér shǐ tóu fa chéngxiàn bù tóng de yán sè   bù tóng de rén zhǒng zhè liǎng zhǒng
而使头发呈现不同的颜色。不同的人种这两种

sè sù de zǔ chéng bù tóng   hēi tóu fa de rén zhǔ yào yǒu qián yī zhǒng sè sù
色素的组成不同，黑头发的人主要有前一种色素，

jīn sè tóu fa de rén zé zhǔ yào yǒu hòu yī zhǒng sè sù
金色头发的人则主要有后一种色素。

人为什么会掉头发？

每个人都会掉头发，头发有它自己的寿命，长到一定时间，自己就会老死，自然脱落下来，这是一种正常现象。

不正常的掉头发，是因为头发的生长受到了影响的缘故。头发的生长需要营养，其生

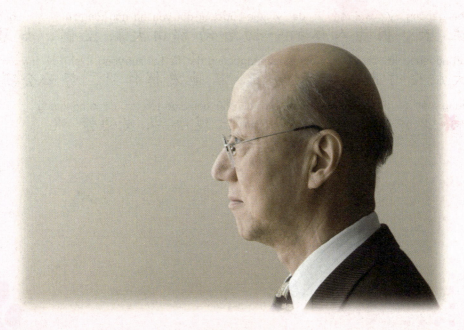

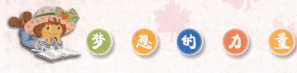

长 所需的营养是靠血液运送的。

如果一个人长期多病，身体虚弱、

血气不足、营养很差，头发就会

因缺少营养而脱落。

用脑过度，经常心事

重重、烦闷；或者精神过于

紧张，脑子受到了很大的刺激等，

这些都会影响到头发营养的供应和

生长。因为人体的一切活动都由大脑控制，如果

大脑受了刺激，不能正常地发挥作用，势必会影

响身体吸收营养，进而出现掉头发的情况。

成才必备的人体奥秘小百科

tóu fa shēng zhǎng xū yào jīng lì nǎ xiē jiē duàn

头发生长需要经历哪些阶段？

tóu fa de shēng mìng xū yào jīng lì wǔ gè jiē duàn
头发的生命需要经历五个阶段。

shēng zhǎng zhōu qī de zuì chū jiē duàn　tóu fa de shēng mìng cóng
1. 生长周期的最初阶段　头发的生命从

tóu pí chū xiàn de nà yī kè kāi shǐ　máo náng shì jiāng lái shēng zhǎng de zhōng
头皮出现的那一刻开始，毛囊是将来生长的中

xīn suǒ zài　zhè ge zhōng xīn huì jiē shōu zhòng yào de yǎng fèn bìng qiě bù duàn
心所在。这个中心会接收重要的养分并且不断

de fēn liè　ér dāng zhè xiē zhòng yào de yǎng fèn zài zhōng xīn zhī nèi fēn liè hòu
地分裂。而当这些重要的养分在中心之内分裂后

jí biàn chéng dàn bái zhì　tóu fa biàn kāi shǐ cóng zhè ge fā yuán dì tuī xiàng tóu
即变成蛋白质，头发便开始从这个发源地推向头

pí céng zhī shàng
皮层之上。

shēng zhǎng jiē duàn　jiē xià lai de
2. 生长阶段　接下来的

nián jiān　tóu fa xì tǒng huì fēi
5~6年间，头发系统会非

cháng huó yuè　tā huì bù duàn de shēng
常活跃，它会不断地生

zhǎng dāng tóu pí céng zhī xià de tóu fa dào dá
长。当头皮层之下的头发到达

biǎo céng shí　tóu fa biàn shì fēng shèng jiàn
表层时，头发便是丰盛、健

 13

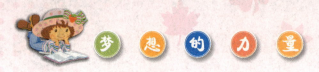

kāng ér zhuózhuàng de
康而茁壮的。

3. 静止阶段　生长阶段后的2～3个星期，头
发会停止生长，并且开始向内弯曲，同时发根开始
慢慢向上推，这时头发便准备脱落了。

4. 停止阶段　头发开始从中心部分枯萎，而且
逐渐变短直至脱落，通常这种情形会在静止阶
段后的2～3个月发生。

5. 脱落阶段　头发从毛囊脱下并离开头皮，
此时一根新生的头发也将替代脱去的头发。于是
生长、脱落与再生的过程便周而复始地不断
循环。

人为什么会长头发？
rén wèi shén me huì zhǎng tóu fa

人类的祖先身上长满了毛，随着人类不断进化，身上的毛发渐渐变细变少，最后成了现在人们身上的汗毛。而头发对头部有很好的保护作用，所以才被保存下来。随着社会的发展，人们对美的追求也越来越强烈，头发作为身体美的一部分，越来越被人们重视。

头发的秘密：

（1）一根头发的平均生长速度：每天 0.3 毫米。

（2）发根在头皮以下的深度：4毫米。

（3）一根纤细的头发直径：45

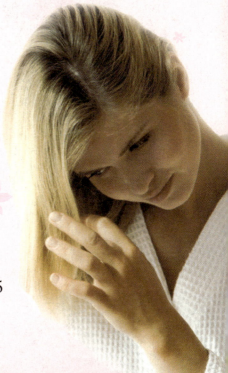

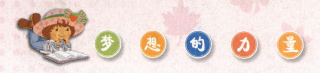

wēi mǐ

微米。

（4）正常情况下，一根干燥的头发能被拉

长30%，一根湿发能被拉长50%。

（5）平均每天脱落的头发数量：50～100根。

（6）一根头发单独能承受的平均重量：

100克。

（7）1平方厘米的头皮上平均长有200根

头发。

（8）中医学认为头发的健康与人体的血液和肾

脏健康有关。

rén wèi shén me yào shuì jiào
人为什么要睡觉？

睡眠是人最基本的一种生理需求，是大脑神经活动的一部分，是大脑皮质内神经细胞兴奋被抑制的结果。当抑制作用在大脑皮质内占优势的时候，人就会睡觉。除了极个别的人可以长时间不睡觉之外，正常人都需要充足的睡眠。

睡眠可以消除体力、精神上的疲劳。人们经过一天的学习及工作，脑细胞在紧张的工作后，会感觉疲劳，需要一定的休息时间。在忙

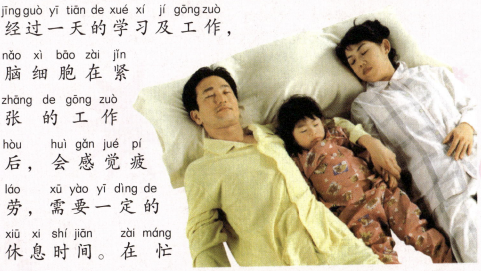

17

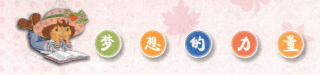

碌了一天之后，一夜的酣睡可以帮助大脑消除疲劳。

睡眠就是为了让身体各部位获得最充足的舒缓状态，让精神恢复到意识最佳、记忆力最好的状态。当身体恢复了能量储备，就会感觉精力相当充沛，学习以及工作的效率就会提高。儿童入睡后，下丘脑垂体分泌的生长激素会增多，因此充足的睡眠有利于孩子的生长发育。如果睡眠不足，人就可能头昏脑胀、注意力不集中、胃口不好，长期这样，就会损害健康。

rén wèi shén me huì chū hàn
人为什么会出汗？

rén shì héng wēn dòng wù　　zài　　　　zuǒ yòu de tǐ wēn tiáo jiàn xià
人是恒温动物，在37℃左右的体温条件下，

gè zhǒng shēng mìng huó dòng cái néng zhèng cháng jìn xíng　　chū hàn shì rén tǐ de
各种生命活动才能正常进行。出汗是人体的

běn néng　　tā shì wéi chí zhèng cháng tǐ wēn de yī zhǒng fāng fǎ　　yī gè rén
本能，它是维持正常体温的一种方法。一个人

quán shēn pí fū biǎo miàn yǒu　　　　　　wàn gè hàn xiàn　hàn yè jiù shì cóng
全身皮肤表面有200~500万个汗腺，汗液就是从

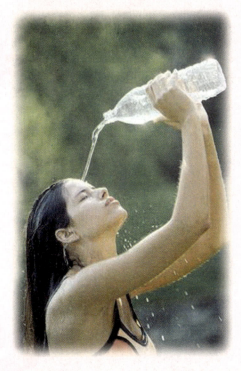

zhè xiē hàn xiàn li liú chū lai de　　hàn
这些汗腺里流出来的。汗

xiàn shì rén tǐ de tiān rán kōng tiáo qì
腺是人体的"天然空调器"，

rén de tǐ wēn shàng shēng shí　　hàn xiàn
人的体温上升时，汗腺

kāi shǐ qǐ dòng kōng tiáo qì　　pí fū
开始启动"空调器"，皮肤

xià miàn de xuè guǎn jiù huì kuò zhāng
下面的血管就会扩张，

shēn tǐ nèi de xuè yè yǒng rù pí xià xuè
身体内的血液涌入皮下血

guǎn　zhè shí　　pí fū li de hàn xiàn
管。这时，皮肤里的汗腺

jiù huì fēn mì dà liàng hàn yè　　tōng guò
就会分泌大量汗液，通过

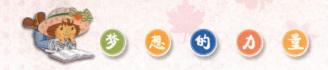

皮肤表面的汗液蒸发来带走体表的热量，从而降低体表的温度，保持体温的恒定。同时，出汗带走人体内大量代谢废物，人就会觉得舒服、畅快。

为了保证汗腺能正常工作，必须经常洗澡，保持皮肤洁净，否则汗腺容易被堵塞。如果汗水流不出来，皮肤就会发炎或生痱子。假如体温超过37℃，汗腺不排汗，体内积聚的热量就会逐渐增多，加剧体温上升。当体温上升超过37℃时，体内重要的生物催化剂——酶的活性就会受到破坏，人就会生病。

为什么额头撞一下会起包？

有时不小心，额头撞一下，马上就肿起一个大包。这是怎么回事呢？

这是因为头皮下的毛细血管已经受伤破裂，血液从受伤的部位渗出。由于头皮下肌肉和脂肪都很少，血管渗出的血液扩散不出去，都积在受伤部位的头皮和骨头之间，于是就鼓起了一个大包。

如果头上被撞了一个包，医生就会

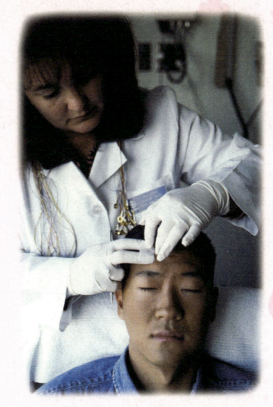

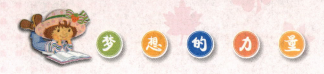

建议用冷毛巾冷敷受伤部位，这样可以减少出血，疼痛就会减轻，包也不会起得太大。一两天以后，破裂的小血管和淋巴管已经长好了，这时就要用热毛巾热敷受伤部位，来促进血液循环，加速肿包部位淤积的血块被毛细血管吸收，包很快就消失了。如果起包的地方有破口的话，一定要请医生治疗，防止感染。

人的体温为什么是 37℃左右？
rén de tǐ wēn wèi shén me shì　　　zuǒ yòu

rén de tǐ wēn zài zhèng cháng qíng kuàng xià dōu shì 　　 zuǒ yòu 　 rú
人的体温在正常情况下都是37℃左右，如

guǒ tǐ wēn chāo chū le zhè ge fàn wéi jiù yì wèi zhe kě néng huàn shàng le mǒu
果体温超出了这个范围就意味着可能患上了某

zhǒng jí bìng zhèng cháng rén de tǐ wēn zài qīng chén 　　 diǎn de shí hou zuì
种疾病。正常人的体温在清晨2~6点的时候最

dī 　 diǎn yǐ hòu jí jù shàng shēng 　 dào 　　　 diǎn shí dá dào zuì gāo
低;7点以后急剧上升;到17~19点时达到最高，

yǐ hòu yòu zhú jiàn xià jiàng 　 dào 　　　 diǎn dá dào yī gè bǐ jiào wěn dìng de
以后又逐渐下降，到23~24点达到一个比较稳定的

shù zhí 　 zài zhè qī jiān biàn dòng de fú dù wéi
数值，在这期间变动的幅度为0.6℃

zuǒ yòu
左右。

rú guǒ chéng rén tǐ wēn chāo guò
如果成人体温超过

jiù jiào zuò fā rè 　　 yī bān lái
37℃，就叫作发热。一般来

jiǎng 　 yè xià wēn dù chāo guò
讲，腋下温度超过37℃、

kǒu qiāng wēn dù chāo guò 　　　　　 gāng
口腔温度超过37.4℃、肛

mén wēn dù chāo guò 　　　　　 xiǎo shí
门温度超过37.6℃、24小时

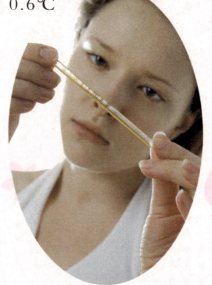

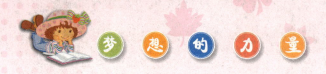
体温波动超过1℃就是发热的表现。但是体温升高的度数不一定能够精确地反映疾病的严重程度。发热通常是细菌感染的结果，但是有不少的慢性病也可以使人长期发热。如果发热超过41℃，就会使人昏迷、抽风，甚至危及生命。但是体温急剧下降也是十分危险的。总的来说，体温过高或者过低，都会导致体内的各种酶系统紊乱、活性下降，从而导致机体产生各种生理功能障碍，严重的可导致死亡。

为什么说人体内有个生物钟？

生物钟又叫生物节律，随着时间变化，生物体的各种情绪、行为、体力、形态以及智力等生理节律也周期性地发生变化。各种生物都有固定的节律，这就是生物节律。日本学者发现，人体的生物钟在人脑的松果体里面，但是具体的位置还没有确定。

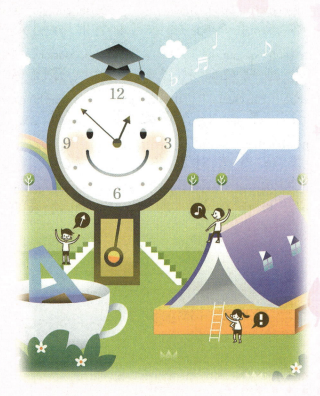

松果体位于脑干深处，小脑

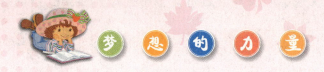
后上部，它能根据白天和黑夜的变化，分泌激素，控制人的生物节律。美国学者发现，早晨4点钟是婴儿出生的高峰期。而又有统计资料表明，人的死亡高峰是早晨的4~7点，这就是生物钟对生物体活性控制的作用。医学家们认为，某些情感性疾病，主要是由患者体内的生物钟的周期略长于或略短于24小时所引起的，如果适应24小时周期规律就可以减轻、消除症状了。还有报告说，早晨4~7点之间，心脏病患者对洋地黄、糖尿病患者对胰岛素最为敏感，此时服药治疗最佳；而上午9点，用镇痛药效果不佳。

人的七大营养要素是什么？
rén de qī dà yíng yǎng yào sù shì shén me

wǒ men měi tiān cóng shí wù zhōng huò qǔ de yíng yǎng wù zhì zhǔ yào yǒu dàn
我们每天从食物中获取的营养物质主要有蛋

bái zhì tàn shuǐ huà hé wù zhī fáng wéi shēng sù wú jī yán xiān wéi
白质、碳水化合物、脂肪、维生素、无机盐、纤维

sù hé shuǐ děng zhǒng tā men hé chēng wéi qī dà yíng yǎng yào sù
素和水等7种，它们合称为七大营养要素。

dàn bái zhì shì zhì zào xì bāo hé zǔ zhī de jī běn cái liào tā kě yǐ
蛋白质是制造细胞和组织的基本材料，它可以

chuán dì xìn xī wéi chí dà nǎo yùn zhuǎn cù jìn huà xué fǎn yìng zài rén tǐ
传递信息、维持大脑运转、促进化学反应；在人体

suǒ xū de néng liàng zhōng dà yuē yǒu shì tàn shuǐ huà hé wù tí
所需的能量中，大约有60%是碳水化合物提

gōng de tàn shuǐ huà hé wù shì rén tǐ
供的，碳水化合物是人体

zhǔ yào de néng liàng lái
主要的能量来

yuán zhī fáng zhǔ yào wèi
源；脂肪主要为

rén tǐ zhù cún hé tí
人体贮存和提

gōng néng liàng wǒ men
供能量，我们

píng cháng chī de huā shēng
平常吃的花生

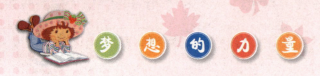

油、菜子油等都是脂肪类食物；维生素可保证人体机能的正常，维护身体健康；无机盐又叫矿物质，其中钙、镁、钾、钠、磷、氯、硫在人体中的含量比较多，但有些矿物质，如铁、锌、碘、铜等的含量比较少，因此将它们称为微量元素；纤维素有利于肠蠕动和排便，能使人产生饱腹感；水在人体中约占体重的60%，它参与机体的新陈代谢和体温的调节，帮助消化并排出人体内的有害物质。

蛋白质对人体有什么作用？

dàn bái zhì shì rén tǐ zhòng yào de zǔ
蛋白质是人体重要的组

chéng bù fen　　yuē zhàn rén tǐ zǒng zhòng
成部分，约占人体总重

liàng de　　　　　rén měi tiān bì xū shè rù
量的50%。人每天必需摄入

yī dìng liàng de dàn bái zhì　　cái néng wéi chí
一定量的蛋白质，才能维持

zhèng cháng de jī tǐ huódòng
正常的机体活动。

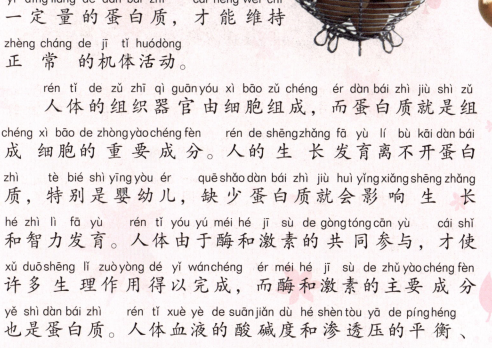

rén tǐ de zǔ zhī qì guān yóu xì bāo zǔ chéng　ér dàn bái zhì jiù shì zǔ
人体的组织器官由细胞组成，而蛋白质就是组

chéng xì bāo de zhòng yào chéng fèn　　rén de shēng zhǎng fā yù lí bù kāi dàn bái
成细胞的重要成分。人的生长发育离不开蛋白

zhì　　tè bié shì yīng yòu ér　　quē shǎo dàn bái zhì jiù huì yǐng xiǎng shēng zhǎng
质，特别是婴幼儿，缺少蛋白质就会影响生长

hé zhì lì fā yù　　rén tǐ yóu yú méi hé jī sù de gòng tóng cān yù　cái shǐ
和智力发育。人体由于酶和激素的共同参与，才使

xǔ duō shēng lǐ zuò yòng dé yǐ wán chéng　　ér méi hé jī sù de zhǔ yào chéng fèn
许多生理作用得以完成，而酶和激素的主要成分

yě shì dàn bái zhì　　rén tǐ xuè yè de suān jiǎn dù hé shèn tòu yā de píng héng
也是蛋白质。人体血液的酸碱度和渗透压的平衡、

shuǐ fèn zài tǐ nèi de hé lǐ fēn bù yǐ jí yí chuán xìn xī de chuán dì　yě dōu
水分在体内的合理分布以及遗传信息的传递，也都

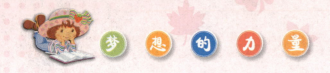

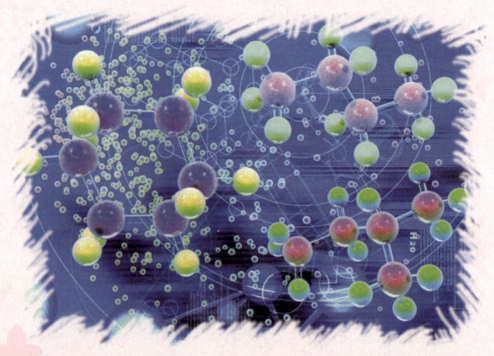

lí bù kāi dàn bái zhì 　　lìng wài 　　rén tǐ yǒu yī zhǒng jiào zuò kàng tǐ de dàn bái
离不开蛋白质。另外，人体有一种叫作抗体的蛋白

zhì 　　tā kě yǐ zhàn shèng qīn rù rén tǐ de bìng yuán tǐ
质，它可以战胜侵入人体的病原体。

rén tǐ shí kè dōu zài xīn chén dài xiè 　　yīn cǐ dàn bái zhì yě zài bù tíng
人体时刻都在新陈代谢，因此蛋白质也在不停

de gōng zuò zhe 　　yī gè jiàn kāng de rén měi fēn zhōng jiù yǒu yuē 　　yì gè
地工作着。一个健康的人每分钟就有约10亿个

hóng xì bāo bèi zhì zào chū lai 　　zhè shì yī gè hóng wěi de gōng chéng 　　ér tā de
红细胞被制造出来，这是一个宏伟的工程，而它的

jiàn zhù shī 　　jiù shì dàn bái zhì
"建筑师"就是蛋白质。

吃饱了为什么想睡觉？

人在吃饭时，为了感觉食物的味道，血液有向头部聚集的趋向。人一吃饱，胃的蠕动就会加快，需要很多血液来供给肌肉的运动。为了消化食物，胃部血流量增加。因此脑部会出现暂时性的血液缺乏，脑部血压降低脑组织缺氧，人就会犯困，所以造成想要睡觉的现象。

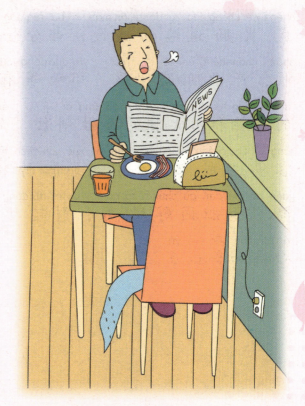

很多人吃饱后

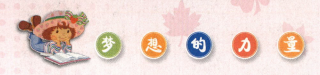

犯困，什么都不想干，就想躺下来睡觉。医生提醒大家，饭后立即睡觉是不科学的。因为机体大部分的组织器官，在睡觉时开始进入代谢缓慢的"休整"状态，而胃肠道却被迫处在"紧张工作"中，造成机体部分状态不平衡，这样不但影响了睡眠，更易导致消化不良。"吃饱了就睡"还会造成胃肠道蠕动减慢，部分蛋白质不能被消化吸收，产生胺类、氨、吲哚等有毒物质，增加肝肾的负担和对大脑的毒性刺激。而且吃饱后立即睡觉容易造成肥胖，引起血胆醇特别是低密度脂蛋白降低和胆固醇增高，引起动脉硬化，发生冠心病和高血压。

为什么说人还是稍胖一点好？
wèi shén me shuō rén hái shi shāopàng yī diǎn hǎo

féi pàng de rén róng yì huàn shàng gāo xuè yā　dòng mài yìng huà　guān xīn
肥胖的人容易患上高血压、动脉硬化、冠心

bìng děng màn xìng jí bìng　suǒ yǐ xǔ duō rén dōu zài jī jí jiǎn féi　dàn rén tǐ
病等慢性疾病，所以许多人都在积极减肥。但人体

nèi yǒu shì liàng de zhī fáng duì shēn tǐ shì yǒu hǎo chù de　zhī fáng kě yǐ bǎo
内有适量的脂肪对身体是有好处的。脂肪可以保

wēn　huǎn jiě wài jiè de chōng jī　hái kě yǐ tuō chèn nèi zàng qì guān　zhù cún
温，缓解外界的冲击，还可以托衬内脏器官、贮存

néng liàng　tè bié shì duì yú nǚ xìng lái shuō　zhī fáng yǒu wéi chí yuè jīng zhèng
能量。特别是对于女性来说，脂肪有维持月经　正

cháng hé měi huà shēn tǐ qū xiàn de gōng yòng　tǐ nèi shì liàng de zhī fáng néng shǐ
常和美化身体曲线的功用，体内适量的脂肪能使

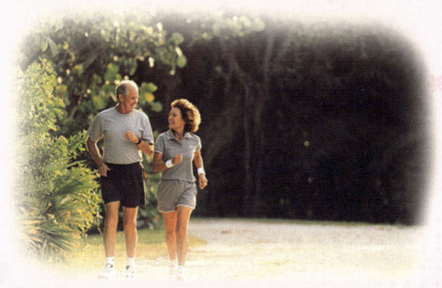

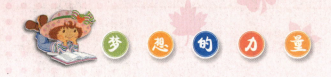

rén xiǎn de gèng yōu měi
人显得更优美。

féi pàng de rén róng yì shēng bìng tài shòu de rén yě róng yì huàn
肥胖的人容易生病，太瘦的人也容易患

bìng shòu rén yì huàn fèi yán děng hū xī dào jí bìng tài shòu de nǚ xìng róng
病。瘦人易患肺炎等呼吸道疾病，太瘦的女性容

yì huàn yuè jīng bù diào děng jí bìng shòu rén duì jí bìng de rěn shòu xìng hěn
易患月经不调等疾病。瘦人对疾病的忍受性很

chà tè bié shì yī xiē xiāo hào xìng de jí bìng
差，特别是一些消耗性的疾病。

yǒu diào chá biǎo míng pàng rén bǐ shòu rén gèng néng jīng de qǐ jí bìng
有调查表明，胖人比瘦人更能经得起疾病

de xiāo hào ér qiě shì dù de pàng shì jiàn kāng cháng shòu de zhēng zhào yīn
的消耗，而且适度的胖是健康长寿的征兆，因

cǐ rén hái shi pàng yī diǎn hǎo
此人还是胖一点好。

1900年，血液学家兰德斯坦纳和他的学生揭开了输血的奥秘，开始把输血作为挽救危重病人的方法，为人类作出了重大贡献。

　　血液就是生命，它占体重的1/13以上，可以给组织、细胞提供赖以生存的营养和氧气，如果把血液及时献给生命垂危的人，病人就可能转危为安。为了挽救

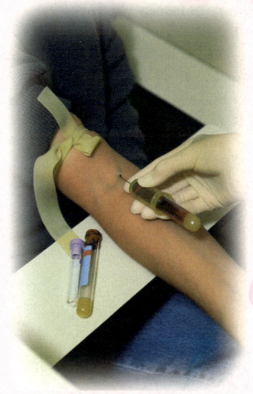

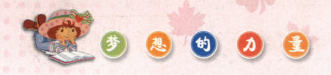

人的生命而献血是一件光荣的事情，并且适量献血也不会影响身体健康。

正常情况下，人体血液总量是基本不变的。一个成年人的血液总量相当于体重的7%～8%，在失血不超过血液总量的10%时，人体能够通过自身的调节很快恢复。每次献血200毫升，只占血液总量的4%～5%，不会对造血机能造成负担，况且人体会从肝脏中调出备用血液来补充，所以说适量献血不会影响健康。

wèi shén me shuō bái xì bāo shì
为什么说白细胞是
rén tǐ de wèi shì
人体的"卫士"？

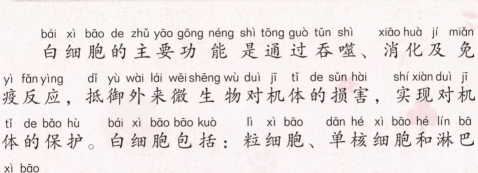

bái xì bāo de zhǔ yào gōng néng shì tōng guò tūn shì xiāo huà jí miǎn
　　白细胞的主要功能是通过吞噬、消化及免
yì fǎn yìng dǐ yù wài lái wēi shēng wù duì jī tǐ de sǔn hài shí xiàn duì jī
疫反应，抵御外来微生物对机体的损害，实现对机
tǐ de bǎo hù bái xì bāo bāo kuò lì xì bāo dān hé xì bāo hé lín bā
体的保护。白细胞包括：粒细胞、单核细胞和淋巴
xì bāo
细胞。

lì xì bāo zhōng zuì zhòng yào de shì yī zhǒng jiào zuò shì zhōng xìng
　　粒细胞中最重要的是一种叫作"嗜中性
lì xì bāo de xì bāo tā jù yǒu huó yuè de biàn xíng néng lì mǐn ruì
粒细胞"的细胞，它具有活跃的变形能力、敏锐

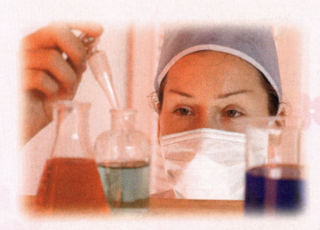

de qū huà xìng hé hěn qiáng
的趋化性和很 强
de tūn shì jí xiāo huà zhì
的吞噬及消化致
bìng wēi shēng wù de néng
病微生物的能
lì shì tūn shì wēi shēng
力，是吞噬微 生
wù bìng yuán tǐ de zhǔ yào
物病原体的主要

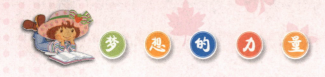

细胞。

单核细胞的主要作用是吞噬、消灭病毒、疟原虫和结核分枝杆菌等致病微生物；识别和杀伤肿瘤细胞；识别和消除衰老受损的红细胞、血小板；吞噬逸出的血红蛋白，并参与体内铁和胆色素的代谢。

淋巴细胞是人体免疫功能的主力军，它又可分成T淋巴细胞和B淋巴细胞两种。T淋巴细胞主要执行免疫功能；B淋巴细胞主要执行体液免疫功能，它可产生大量免疫球蛋白，能识别、凝聚、溶解异物或中和毒素。

可见，白细胞是名副其实的人体"卫士"。

人的血液为什么是红色的？

人的血液之所以是红色的，是因为血液里有很多红细胞，正是红细胞使人的血液呈红色。

红细胞能使血液呈红色，是因为红细胞里充满了含铁的蛋白质，它叫血红蛋白，又叫血色素或血红素。人体内确实含有这些铁，它们除少部分在肌肉、肝脾等器官组织里外，其余60%～70%全在血液里。

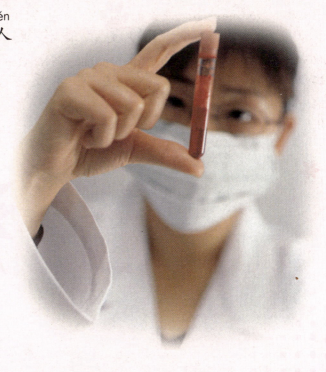

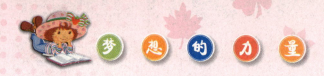

一个体重60公斤的人，身体里大概含有3克铁，相当于3枚一分硬币的重量。

红细胞专门负责运输氧气和二氧化碳，这一过程就得靠血红蛋白里的铁和氧来完成，铁和氧一结合，血液就变成红色的了。

在自然界，铁与氧结合会变成铁锈，为什么人体中的铁不会生锈呢？因为血液中的铁被"锁"在血红蛋白的复杂结构里，可以吸收和放出氧，却无法与氧发生化学反应，因而也就不会生锈了。

为什么可以"滴血认亲"？

"滴血认亲"是古代为了证明两个人是否具有血缘关系的一种鉴定方法。具体做法是两个人分别将各自的血滴在盛有清水的碗里，两滴血凝在一起就是亲人，不能凝在一起就不是亲人。但是，经过现代科学验证，"滴血认亲"的方法并不科学，更不能成为法律依据。现在科学已经很发达，处理认亲的事件，可以采用准确度很高的"亲

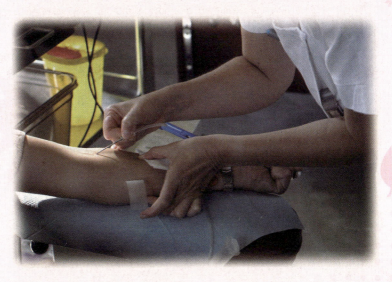

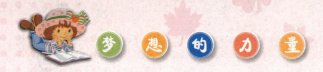
zǐ jiàn dìng
子鉴定"。

　　xiàn dài qīn zǐ jiàn dìng fāng fǎ zhǔ yào yǒu xuè xíng cè shì　rǎn sè tǐ duō
现代亲子鉴定方法主要有血型测试、染色体多

tài xìng jiàn dìng hé　　　　jiàn dìng　xuè xíng cè shì jìn xíng de qīn zǐ jiàn dìng
态性鉴定和DNA鉴定。血型测试进行的亲子鉴定

jiù shì tōng guò duì xuè xíng jiǎn yàn lái què dìng qīn zǐ guān xi　dàn xuè xíng chóng
就是通过对血型检验来确定亲子关系。但血型　重

fù xiāng tóng de gài lù hěn dà　zhǔn què lù dī　rǎn sè tǐ duō tài xìng shì zhǐ
复相同的概率很大，准确率低。染色体多态性是指

zhèng cháng rén qún zhōng gè zhǒng rǎn sè tǐ xíng tài de wēi xiǎo biàn yì　zhè
正　常人群中各种染色体形态的微小变异，这

zhǒng duō tài xìng shì kě yǐ yí chuán de　　lì yòng rǎn sè tǐ duō tài xìng lái jiàn
种　多态性是可以遗传的。利用染色体多态性来鉴

dìng qīn zǐ guān xi　　xū yào kào jì shù rén yuán de zhǔ guān pàn duàn　zhǔn què lù
定亲子关系，需要靠技术人员的主观判断，准确率

xiāng duì jiào dī
相 对较低。

　　　　　jiàn dìng shì mù qián yìng yòng zuì duō de yī zhǒng jiàn dìng fāng
DNA鉴定是目前应用最多的一种鉴定方

fǎ　rén de xuè yè　máo fà　tuò yè　kǒu qiāng xì bāo děng dōu kě yǐ yòng
法。人的血液、毛发、唾液、口腔细胞等都可以用

yú jiàn dìng　　　　　qīn zǐ jiàn dìng fǒu dìng qīn zǐ guān xi de zhǔn què lù wéi
于鉴定。DNA亲子鉴定否定亲子关系的准确率为

　　　　　kěn dìng qīn zǐ guān xi de zhǔn què lù kě dá dào
100%，肯定亲子关系的准确率可达到99.99%。

rén lèi shēng yù nán nǚ de bǐ lì wèi
人类生育男女的比例为
shén me huì chà bù duō
什么会差不多？

yīng ér gāng chū shēng de shí hou　　nán nǚ zhī jiān de bǐ lì wéi
婴儿刚出生的时候，男女之间的比例为106:

yě jiù shì shuō　　chū shēng de nán hái bǐ nǚ hái duō yī xiē　　dào le
100。也就是说，出生的男孩比女孩多一些。到了

suì zhī jiān　　nán nǚ zhī jiān de bǐ lì zhèng hǎo shì
20~40岁之间，男女之间的比例正好是100:100，

zhè ge bǐ lì bǎo zhèng le nán hūn nǚ jià　　fán yǎn hòu dài de xū
这个比例保证了男婚女嫁、繁衍后代的需

yào děng dào　　suì yǐ hòu　　nǚ xìng jiù duō le qǐ lai
要。等到40岁以后，女性就多了起来，

tè bié shì dào　　suì yǐ shàng　　zhè ge bǐ lì jiù chéng le
特别是到80岁以上，这个比例就成了

nán nǚ bǐ lì de bù duàn biàn huà　　yǔ nán nǚ
62:100。男女比例的不断变化，与男女

gè zì de shēng lǐ tè diǎn yǒu guān xi
各自的生理特点有关系。

rén men duì shēng nán shēng nǚ shì wú fǎ kòng zhì
人们对生男生女是无法控制

de　　dàn hái zi de xìng bié què yóu fù qin jué dìng
的，但孩子的性别却由父亲决定。

zhè shì yīn wèi nán xìng néng chǎn shēng liǎng zhǒng jīng
这是因为男性能产生两种精

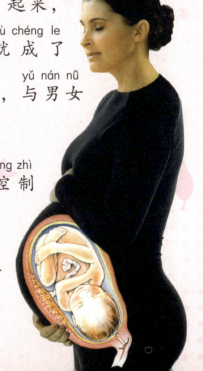

43

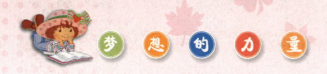

子，分别是 X 精子和 Y 精子；而女性只产生一种 X 卵子。假如 X 精子与 X 卵子结合，就形成 XX 受精卵，生下来的就会是女孩；假如 Y 精子与 X 卵子结合，就形成 XY 受精卵，生下来的就是男孩。由于男性产生的 X 精子和 Y 精子的数目是相等的，因此，男孩和女孩的出生概率是相同的。生下来这些可爱的小宝宝，无论是男孩还是女孩，都是父母的爱情结晶。

我国为什么实行计划生育政策？

人类在地球上已经生存几百万年了，公元200年时，全世界的人口只有2.7亿，直到公元1830年才达到10亿。此后增长速度急剧增加，现在世界上每年可增加7 500万人，平均每天增加20多万。

3 600多年以前，我国总人口是1 000多万，到隋朝的时候达到4 000万。人口增长的高峰是在清朝，由1亿增长到10亿。新中国成立以后的30多年又是一个人口的增长高峰期，由新中

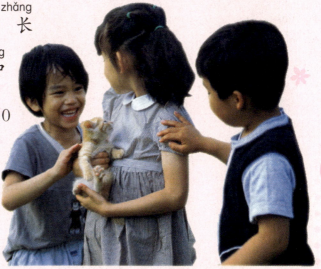

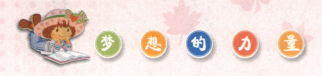

国成立初的 4.7 亿猛增到 1982 年的 10.3 亿。目前
我国的人口位居世界第一位，每年出生的人口达到
1 500 万，是瑞典和瑞士两个国家人口的总和。

　　我国自实行"计划生育"以来，到 1987 年已经
少生了 2 亿人。但是由于我国人口的基数大，在未
来的几十年间人口数仍会呈上升趋势，到 2030
年将达到 16 亿。控制人口的增长，将有利于提高
全国人民的科学文化水平，也有利于改善人民的
生活条件和就业问题，还能减少对自然环境的
破坏。

人体器官为什么可以移植?

qì guān yí zhí jiù shì bǎ yī gè yǐ jīng shī qù gōng néng de rén tǐ qì

器官移植就是把一个已经失去功能的人体器

guān yòng shǒu shù de fāng fǎ qiē chú huàn shàng yī gè hǎo de qì guān lái dài

官，用手术的方法切除，换上一个好的器官来代

tì tā zuì zǎo jìn xíng qì guān yí zhí de zāng qì shì shèn zàng shì jì

替它。最早进行器官移植的脏器是肾脏。20世纪

nián dài shǒu cì shèn zàng yí zhí chéng gōng yǐ hòu quán shì jiè yǐ yǒu shù

50年代，首次肾脏移植成功以后，全世界已有数

yǐ wàn jì de shèn zàng bìng rén jìn xíng guò shèn zàng yí zhí xiàn zài de shèn

以万计的肾脏病人进行过肾脏移植。现在的肾

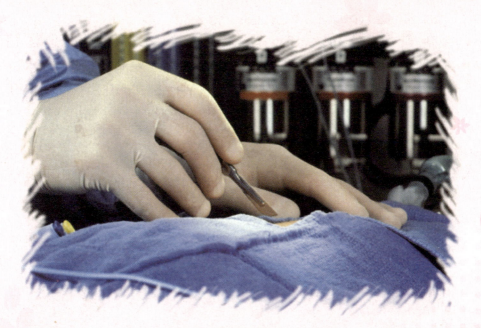

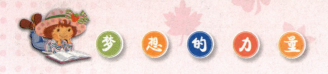

脏移植已经成为治疗失去双肾病人的一种重要方法了。

随着肾脏移植的成功，心脏移植、肝脏移植和骨髓移植等技术也相继兴起，肺、胰脏、甲状腺和小肠等脏器的移植也正在研究之中。特别是在脑移植方面也取得了惊人的成就，比如通过给帕金森病患者移植胎儿脑细胞，使病人的病情明显好转。

在器官移植过程中，遇到的最困难的问题就是移植来的器官会被自身的免疫系统当作"外来者"，从而引发排斥反应，导致手术失败，甚至造成病人死亡。

医学上为什么把脑死亡定位为死亡的标准？

长期以来，人们都把是否有呼吸和心跳作为判断一个人死亡的标准。但是现代医学界却根据人的大脑是否死亡作为判断的标准。这是为什么呢？

原来随着科学的发展，医生可以用人工呼吸机和人工心脏机等先进的医疗机械设备，把一个没有呼吸和心跳的病人恢复成有呼吸和心跳。因为有的病人虽然没有呼吸和心跳，大脑却

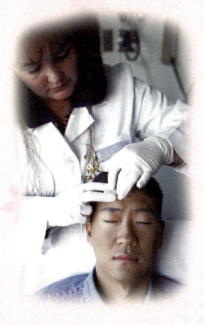

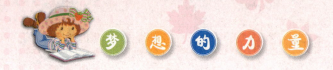

bìng méi yǒu tíng zhǐ huó dòng　　rú guǒ jí shí tōng guò shì dàng de qiǎng jiù
并 没 有 停 止 活 动，如 果 及 时 通 过 适 当 地 抢 救，

jiù kě yǐ ràng bìng rén huī fù hū xī hé xīn tiào　　shǐ zhī qǐ sǐ huí shēng
就 可 以 让 病 人 恢 复 呼 吸 和 心 跳，使 之 起 死 回 生。

suǒ yǐ　　yī xué jiā men yī zhì rèn wéi　chuán tǒng de sǐ wáng biāo zhǔn yǐ
所 以，医 学 家 们 一 致 认 为，传 统 的 死 亡 标 准 已

jīng bù shì hé xiàn zài le　　bì xū jiā yǐ xiū gǎi　　　　nián　měi guó
经 不 适 合 现 在 了，必 须 加 以 修 改。1968 年，美 国

yī xué huì zài hā fó dà xué nǐ dìng le xīn de sǐ wáng biāo zhǔn　　què dìng nǎo
医 学 会 在 哈 佛 大 学 拟 定 了 新 的 死 亡 标 准，确 定 脑

sǐ wáng shì zhēn zhèng de sǐ wáng　zhè jiù shì zhù míng de　　hā fó biāo zhǔn
死 亡 是 真 正 的 死 亡。这 就 是 著 名 的"哈 佛 标 准"，

mù qián yǐ jīng yǒu xǔ duō guó jiā zài fǎ lǜ shang duì cǐ yǔ yǐ chéng rèn
目 前 已 经 有 许 多 国 家 在 法 律 上 对 此 予 以 承 认。

什么是基因？

基因是英文"gene"的音译，是遗传功能单位。基因这个概念最早是由丹麦科学家约翰逊在1909年提出的，他将基因定义为：用来表示任何一种生物中控制任何性状及其遗传规律的遗传因子。其实，早在人类对基因和DNA还一无所知之前，奥地利的一个修道士孟德尔神父在19世纪就建立了遗传

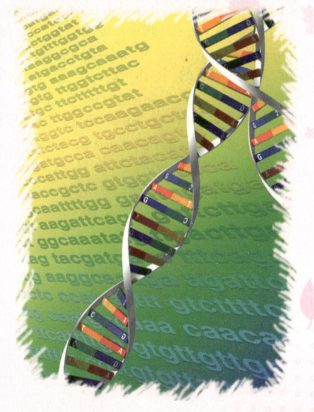

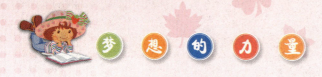

学。他用豌豆的种子做实验来研究植物的花色等特征的遗传。因此，孟德尔被称为"遗传学之父"。

　　基因是生命的密码，它记录和传递着生命的遗传信息，并决定或影响生物体的生、老、病、死等生命现象。基因有控制遗传性状和活性调节的功能，它通过复制把遗传信息传递给下一代，并通过控制酶的合成来控制代谢过程，从而控制生物的个体性状表现。基因还可以通过控制结构蛋白的成分，直接控制生物性状。说得通俗些，植物的高矮、花色、籽粒大小，动物的大小、毛色等都是由基因控制的。

有肥胖基因吗?

为什么有的人会肥胖?目前有两种认识。一种认为,肥胖与遗传有关;另一种观点则认为,是由于过量饮食而运动又比较少才导致肥胖的。

1990年,美国科学家在老鼠的体内发现了肥胖基因。这种基因是正常基因突变形成的,它的隐性纯合体使老鼠的形体很容易发胖。但是把肥胖老鼠的循环系统间接地与正常老鼠的循环系统连接起来,肥胖老鼠的体重就下降了。学者认为,是正常老鼠血液中的调节物质,把肥胖老鼠的某种遗传缺陷纠正过来了。

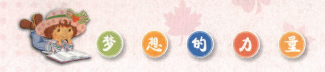

1994年，一个研究小组利用定位克隆的方法，获得了老鼠的"肥胖基因"，并且把它培植在大肠杆菌上，从而得到了OB蛋白，这就是能调节肥胖老鼠遗传缺陷的物质。经过研究发现，OB蛋白可能是一种激素，能通过机体内的反馈系统来调节体重。

连体人是怎么回事？

连体人就是双胞胎婴儿出生的时候，身体某一部位连接在一起的现象。科学家认为这是孪生子畸形发育的结果。一般情况，一颗受精卵在受精后4天内分成了双胞胎，如果这两个胎儿都有一套羊膜和绒毛膜，他们就会各自发育成正常的婴儿。但是如果在这4天以内没有分离或者分离的不完全，就会出现或多或少的连体现象。

连体人有各自的头脑，在心理上是独立

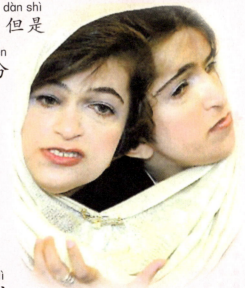

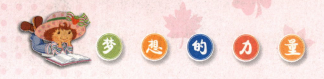

的。但是两者身体连在一起，无法单独活动。连体
人的成活率不高。据统计，在22对连体人中，15
对一生下来就是死胎，其余的7对也只有一对能
活下来。给连体人做分身手术是近几年的事情，手
术危险性很大，尤其是头部相连的连体人，若能
成功分离堪称奇迹。

为什么睡觉会"落枕"？

落枕，又称为颈部扭伤，是一种常见的软组织受伤病症。落枕一般是因为睡眠时头部位置不当，或枕头过高，或肩部受风等因素引起的。落枕的人清早起床后感到颈部疼痛，且不能转动，用指压有痛感，甚至局部有轻微的肿伤，这就是落枕。落枕会引起头晕、精神不振、烦躁、没有食欲等一系列症状，会影响工作和学习。

治疗落枕，最有效的

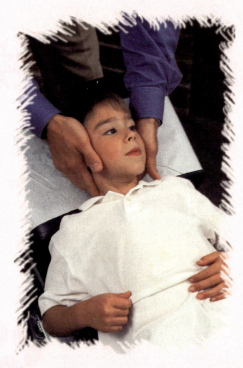

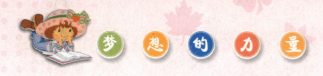

方法就是推拿法。用手轻轻地揉颈、背、胸廓等压痛点3～5分钟，同时头部慢慢地向前弯曲，然后轻轻地向后仰，左右转动。等到肌肉放松的时候，突然把头部向不痛的那一侧猛转。但如果肌肉太紧张的话，就不能用这种方法了，这时最好请医生按摩、热敷和针灸，或者贴上风湿止痛膏。

人也冬眠吗？

在寒冷漫长的冬季，很多动物都要冬眠。生物学家发现，在冬眠的过程中，动物伏在窝里，生理活动非常缓慢，几乎不用消耗能量。

这个现象给科学家们一个启示：在特定的低温的条件下，如果保持生命细胞固有的生命活力，等恢复生机以后，机

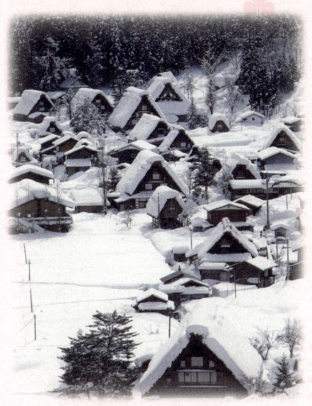

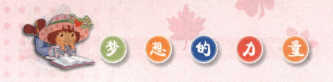

体还能继续活动。现代超低温生物学的"生命冷冻"将实现人类的这个梦想。科学家们已经研究出超低温冷库，用来贮存动物的精子和胚芽，相信不久的将来，"冷冻胎儿"就会出现。至于人体的冷冻方面，已经有了先例。1967年1月19日，美国物理学家詹姆斯·贝福德患癌症即将死亡，医生根据他的要求，把他的身体迅速冷冻到零下196℃，然后装进不锈钢棺材，放进零下200℃的冰墓里。他这样做是希望在医学发展到能够治疗癌症的时候，再把他解冻，治愈疾病。

rén wèi shén me yǒu jì yì
人为什么有记忆？

rén de jì yì shì yóu nǎo zhǎng guǎn de　　nǎo bāo kuò dà nǎo　xiǎo nǎo
人的记忆是由脑掌管的。脑包括大脑、小脑、

jiān nǎo hé nǎo gàn　　tā men gè yǒu bù tóng de gōng néng　　dà nǎo shì zhǎng guǎn
间脑和脑干，它们各有不同的功能。大脑是掌管

rén tǐ gǎn jué hé yùn dòng de　　sī lìng bù　　yě shì sī xiǎng huó dòng de
人体感觉和运动的"司令部"，也是思想活动的

zhǐ huī zhōng xīn
"指挥中心"。

dà nǎo wèi yú nǎo de zuì shàng céng　　wài xíng hěn xiàng hé tao rén er
大脑位于脑的最上层，外形很像核桃仁儿，

fēn zuǒ yòu liǎng gè bàn qiú　　yuē zhàn zhěng gè nǎo de　　dà xiǎo　tā de
分左右两个半球，约占整个脑的 3/4 大小。它的

wài céng chéng huī bái sè　　jiào huī zhì　　jí tōng
外层呈灰白色，叫灰质，即通

cháng suǒ shuō de dà nǎo pí céng　　yuē yóu　　　yì
常所说的大脑皮层，约由 140 亿

gè shén jīng xì bāo zǔ chéng　　nèi céng chéng bái sè
个神经细胞组成。内层呈白色，

jiào bái zhì　　dà liàng de shén jīng xiān wéi
叫白质，大量的神经纤维

dōu jí zhōng zài zhè li
都集中在这里。

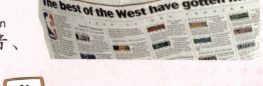

wài jiè de gè zhǒng shēng yīn
外界的各种声音、

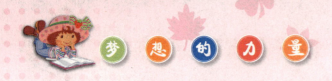

光、气味以及其他刺激，通过人的眼睛、耳朵、鼻子、皮肤等感觉器官被人体感知，然后由神经 传送到大脑，引起大脑有关部位兴奋。每次兴奋在大脑皮层都会留下痕迹，经过大脑的加工处理，这些兴奋可通过某种方式表现出来，这就是大脑的记忆能力。兴奋的次数越多、越强烈，留下的痕迹就越深，脑子也就记得越牢。

成才必备的人体奥秘小百科

男人和女人的大脑有什么差异？

一般来说，男性的右侧大脑比较发达，主要负责精细的动作和技术，与人的听觉、视觉和触觉关系较大。因此，男性在掌握技术性的操作方面要比女性快。而女性的左侧大脑比较发达，而左脑控制着语言能力，因此她们的语言能力比较强，开始说话的时间也比较早。

为什么大脑会有性别上的差异呢？科学家经过分析，认为男

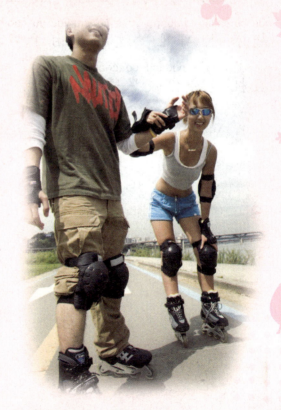

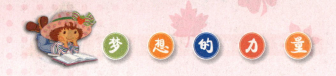

性大脑的两个半球分工比较严格，而女性却不是很
明显。这是由于男性胎儿要比女性胎儿早4个星期
显示出性别，雄性激素较早和较多地分泌，抑制了
左脑的发育而促进了右脑的发育。一位加拿大科学家
证实，男孩从6岁左右开始，用左手分辨物体的准
确度比右手高；在这一点上女孩即使到了成年也
赶不上男性，这就是由于男孩的右脑比较发达，并
且机能分化较早造成的。

为什么要开发人的右脑？

现在大家都在强调开发人的右脑，这是为什么呢？因为人们通常使用右手，导致左脑比右脑发育得更好。人脑由三部分构成，即大脑、小脑和脑干。其中，大脑是最复杂的部分，它分为左右两个半球，分别担负着不同的分工。一般来说，左脑支配右半身的活动，右脑控制左半身的活动。科学家发现，右脑在认识空间、音乐、美术和技术方面有较强的能力，而左脑则在说话、书写、分析、计算等方面有较强优势。

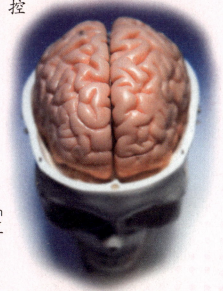

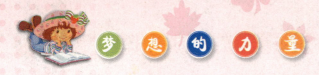

wèi le chōng fèn fā jué dà nǎo de qián néng   yīng gāi zhòng shì yòu nǎo gōng
为了充分发掘大脑的潜能，应该重视右脑功

néng de kāi fā   bǐ rú yòng zuǒ shǒu yùn dòng hé gōng zuò de shí hou   yòu nǎo
能的开发。比如用左手运动和工作的时候，右脑

de gōng néng jiù huì dé dào jìn yī bù de kāi fā   zhè yàng cái néng péi yǎng hái
的功能就会得到进一步的开发。这样才能培养孩

zi líng huó de yùn yòng shuāng shǒu de néng lì   yǐ cù jìn dà nǎo de chōng
子灵活地运用双手的能力，以促进大脑的充

fèn fā zhǎn
分发展。

人脑中有"指南针"吗？

地球是一个巨大的磁体，地球上的生物都受到0.5高斯强度的磁场的影响。动物的身上只要有"指南针"就不会迷失方向了。那么，人的大脑中是否也有"指南针"呢？

科学家发现，有的人睡觉的时候朝南北方向就会睡着，而朝东西方向的时候就会失眠；有的人即使蒙着眼睛到了陌生的地方，照样能够指明南北方向，这说明人有感知地磁的能力。英国动物学家罗宾博士发现了人能感

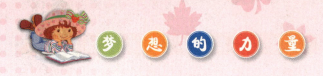

觉地磁。他用曼彻斯特大学的学生做实验，把这些16~17岁的学生分为两组：一组人的头上捆着磁棒，另一组人的头上捆着铜棒。他们都蒙着眼睛被送到城市西南5公里外的地方，再让他们说出方向。结果，头上戴铜棒的学生指示的方向大部分是正确的，而头上戴磁棒的学生大多属于正确的方向反时针转了90°角。这个实验有力地证明，戴上磁棒确实对人有影响，能使人丧失方向感。

肚子饿了为什么会"咕咕"叫？

dǔ zi è le wèi shén me huì gū gū jiào

胃是一个像口袋一样的器官，专门负责消化食物。我们吃下去的饭菜到了胃里，胃就会有规律地蠕动，把食物搅拌和揉烂。同时，胃里还会产生含有消化酶的胃液，胃液呈酸性，能消化食物。食物经过胃的消化，就一点一点地被送到小肠里，胃里的食物被送完后，胃就空了。但胃仍继续分泌胃液，这时胃里就只剩下一点胃液和气体。胃液量并

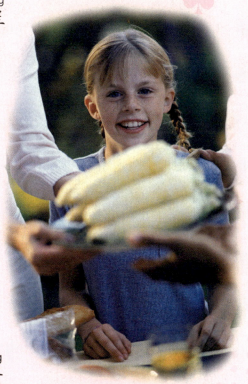

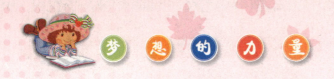
bù tài dà　　qì tǐ yī bān shì zài jìn shí shí　　suí zhe shí wù yī qǐ tūn yàn xià
不太大，气体一般是在进食时，随着食物一起吞咽下

qu de
去的。

　　wèi li de yè tǐ hé qì tǐ　　zài wèi bì jù liè shōu suō de qíng kuàng
　　胃里的液体和气体，在胃壁剧烈收缩的情 况

xià　　jiù huì bèi jǐ　niē　róu　yā　dōng pǎo xī cuàn　tóng shí fā chū
下，就会被挤、捏、揉、压，东跑西窜，同时发出

　gū gū　de shēng yīn　zhè rú tóng zài xǐ yī fu de shí hou　yī fu zhōng
"咕咕"的声音。这如同在洗衣服的时候，衣服 中

bāo zhe kōng qì　zài shuǐ zhōng róu cuo shí suǒ fā chū de　gū gū　shēng dǔ
包着空气，在水中揉搓时所发出的"咕咕"声。肚

zi è shí　wèi kěn dìng kōng zhe　wèi bì shōu suō pái jǐ wèi qì　jiù　gū
子饿时，胃肯定空着，胃壁收缩排挤胃气，就"咕

gū　jiào le
咕"叫了。

人为什么会打嗝?
rén wèi shén me huì dǎ gé

打嗝是一种 常见的消化道受刺激的 症 状。

人之所以会打嗝,原因在于人的 胸 腔和腹腔之间

有一层膜,上面布满肌肉,医学上 叫膈膜。膈膜

是一个扁平而薄的横纹肌,样子好像 张开的降

落伞。膈膜能够帮助呼吸,吸气时,它向下降;呼

气时,它向上升。因

此,如果吃得太快或

太急;或者吃进过冷

或过热的食物时,

就可能刺激膈 神

经。它经过一

系列复杂的 神

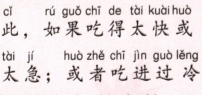

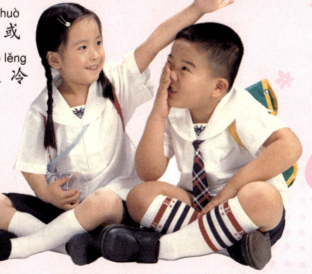

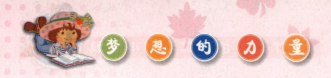

经反射，引起膈膜不正常的强烈收缩，空气就被突然吸进气管。这时声带关闭，由此发出一种"呃——"声，这就是打嗝。

正常人发生打嗝大多是轻而短暂的，只需在上腹部轻轻按摩；或喝上一口温热茶水，用手捂一会儿鼻子和嘴；或者采用针刺疗法，打嗝很快就会停止。个别顽固、持久地打嗝，可能是由于疾病引起的，应请医生进一步检查与治疗。

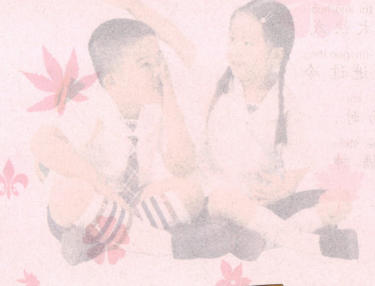

<ruby>为<rt>wèi</rt></ruby><ruby>什<rt>shén</rt></ruby><ruby>么<rt>me</rt></ruby><ruby>会<rt>huì</rt></ruby><ruby>有<rt>yǒu</rt></ruby><ruby>不<rt>bù</rt></ruby><ruby>同<rt>tóng</rt></ruby><ruby>肤<rt>fū</rt></ruby><ruby>色<rt>sè</rt></ruby><ruby>的<rt>de</rt></ruby><ruby>人<rt>rén</rt></ruby>？

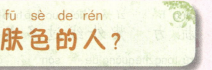

　　科学家研究发现，人类祖先的肤色在一开始基本相同，只是到了后来，人们移居到不同的地区，为了适应外界环境才渐渐出现了肤色的差异。

　　皮肤的颜色主要是由皮肤内黑色素的含量决定的，黑色素是一种黑色或棕色的颗粒，可以阻挡对人体有害的紫外线。人类皮肤的颜色，是进化过程中适应自然环境的结果。阳光中的紫外线能

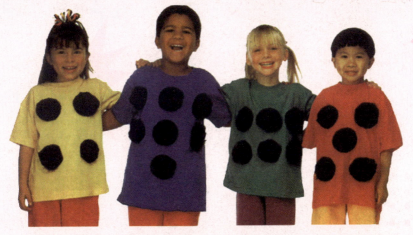

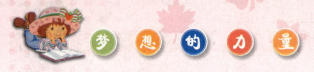
bāng zhù rén tǐ hé chéng wéi shēng sù　　zēng qiáng rén tǐ duì jí bìng de dǐ
帮 助 人 体 合 成 维 生 素 D，增 强 人 体 对 疾 病 的 抵

kàng lì　 zǐ wài xiàn guò duō huò guò shǎo duì rén tǐ dōu bù lì　　ér hēi sè sù
抗 力。紫 外 线 过 多 或 过 少 对 人 体 都 不 利，而 黑 色 素

rú tóng zhē guāng de　sǎn　 qǐ dào zǔ dǎng zǐ wài xiàn de zuò yòng
如 同 遮 光 的 "伞"，起 到 阻 挡 紫 外 线 的 作 用。

jū zhù zài chì dào dì qū de fēi zhōu rén　　pí fū cháng nián shòu dào
居 住 在 赤 道 地 区 的 非 洲 人，皮 肤 常 年 受 到

qiáng liè rì guāng de zhào shè　　tǐ nèi chǎn shēng dà liàng hēi sè sù　yīn cǐ
强 烈 日 光 的 照 射，体 内 产 生 大 量 黑 色 素，因 此

fēi zhōu rén pí fū chéng hēi sè　　zài gāo hán de běi ōu　tài yáng guāng xiàn
非 洲 人 皮 肤 呈 黑 色。在 高 寒 的 北 欧，太 阳 光 线

jiào ruò　shēn tǐ li de hēi sè sù hěn shǎo　pí fū jiù chéng bái sè　ér
较 弱，身 体 里 的 黑 色 素 很 少，皮 肤 就 呈 白 色。而

huáng zhǒng rén jù jū zài wēn dài dì qū　yáng guāng qiáng liè de chéng dù jū
黄 种 人 聚 居 在 温 带 地 区，阳 光 强 烈 的 程 度 居

zhōng　hēi sè sù yě jiè yú qián miàn èr zhě zhī jiān　suǒ yǐ pí fū de yán
中，黑 色 素 也 介 于 前 面 二 者 之 间，所 以 皮 肤 的 颜

sè jiù chéng huáng sè
色 就 呈 黄 色。

有些人身上为什么会有雀斑？
yǒu xiē rén shēnshang wèi shén me huì yǒu què bān

雀斑是皮肤上的棕色斑点，由黑色素构成，黑色素使皮肤和头发有颜色并保护人体不受太阳有害光线的危害。但是，当黑色素分布不均匀时，就会长出雀斑来。皮肤和头发颜色较浅的人容易产生雀斑，皮肤和头发颜色较深的人可以减弱色素的作用，不易产生雀斑。

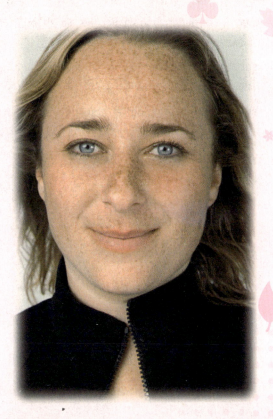

雀斑属于常染色体显性遗传皮肤病，多发于女性和儿童。雀

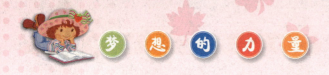
斑所在部位黑色素细胞体积大，黑色素增加，在基底细胞内的黑色素颗粒量亦增加。这种情况多见于面部，尤其是鼻子的周围，有的发生在前额、手背等部位，多呈针尖或米粒般大小，不突出皮肤表面，为淡褐色或深褐色的圆形或卵圆形斑点，具有对称性分布的特点。雀斑常常春夏重，秋冬轻，日光照射后可加重。一般初发年龄为5~7岁，随着年龄增加而加重，至青春期最为明显，此后随年龄的增大而逐渐减轻。

人为什么会生病？
rén wèi shén me huì shēngbìng

人的身体是由很多器官组成的。正常时，人体和外界环境之间以及人体内部各器官之间保持着平衡，这时人体就表现出健康状态。但是在一定的致病因素作用下，原来的平衡被打破了，机体就会发生组织器官机能代谢和形态结构上的病理

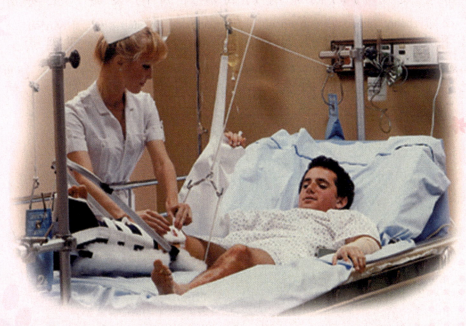

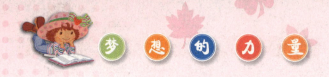

biànhuà chūxiàn yī xì liè lín chuáng zhèng zhuàng zhè jiù shì jí bìng
变化，出现一系列临床症状，这就是疾病。

jǐn guǎn rèn hé jí bìng dōu yǒu yī dìng de yuán yīn dàn shì yǒu shí shì dān
尽管任何疾病都有一定的原因，但是有时是单

yī de yīn sù zhì bìng yǒu shí shì gè zhǒng yīn sù fù hé zhì bìng lìng wài
一的因素致病，有时是各种因素复合致病。另外，

bìng yīn zuò yòng yú rén tǐ néng fǒu zhì bìng hái qǔ jué yú jī tǐ zì shēn de dǐ
病因作用于人体能否致病，还取决于机体自身的抵

kàng lì yīn cǐ jīng cháng duàn liàn shēn tǐ bǎo chí jiàn kāng de tǐ pò hé
抗力。因此，经常锻炼身体，保持健康的体魄和

lè guān de xīn tài shì fēi cháng zhòng yào de dāng rán dé bìng zuì hǎo hái shi qù
乐观的心态是非常重要的。当然得病最好还是去

kàn yī shēng
看医生。

dǎo zhì jí bìng de yīn sù yǒu nèi yīn hé wài yīn liǎng dà lèi zhǔ yào yǒu
导致疾病的因素有内因和外因两大类，主要有

yǐ xià jǐ zhǒng shēng wù xìng yīn sù yíng yǎng xìng yīn sù wù lǐ yīn sù
以下几种：生物性因素、营养性因素、物理因素、

huà xué yīn sù yí chuán yīn sù nèi fēn mì yīn sù miǎn yì yīn sù jīng
化学因素、遗传因素、内分泌因素、免疫因素、精

shén yīn sù
神因素。

yī shēng gěi bìng rén kàn bìng wèi shén me yào kàn shé tou
医生给病人看病为什么要看舌头？

yī shēng kàn bìng de shí hou　　wǎng wǎng huì kàn kan bìng rén de shé tou
医生看病的时候，往往会看看病人的舌头。

zhè shì shén me yuán yīn ne
这是什么原因呢？

kǒu qiāng zhōng yǒu tuò yè　　yīn cǐ kǒu qiāng hé shé bù zǒng shì chǔ yú shī
口腔中有唾液，因此口腔和舌部总是处于湿

rùn zhuàng tài　　rú guǒ gǎn dào yì cháng de kǒu gān shé zào　　jiù shì shēng bìng
润状态，如果感到异常的口干舌燥，就是生病

le　　shé tou de bù tóng bù wèi yán sè
了。舌头的不同部位颜色

de biàn huà　　biǎo míng rén tǐ bù tóng
的变化，表明人体不同

de qì guān fā shēng le bìng biàn　　shé
的器官发生了病变。舌

jiān fǎn yìng de shì xīn zàng　　fèi de yì
尖反映的是心脏、肺的异

cháng qíng kuàng　　shé zhōng fǎn yìng de
常情况；舌中反映的

shì pí　　wèi de yì cháng qíng kuàng
是脾、胃的异常情况；

shé tou de liǎng biān fǎn yìng gān　　dǎn
舌头的两边反映肝、胆

de yì cháng qíng kuàng　　shé gēn fǎn yìng
的异常情况；舌根反映

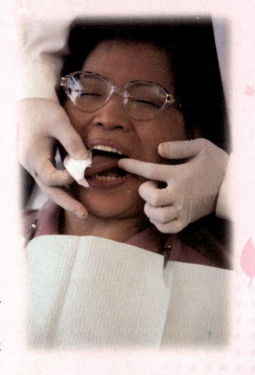

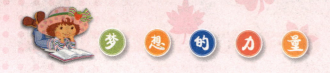

的是肾的异常情况。医生就是通过观察舌质和舌苔来初步诊断病情。舌苔如果由薄变厚，由白变黄，进而变成黑色，就说明病情加重了；同样，舌质如果由淡红色变为红色、绛红、紫色，甚至出现青紫色斑，也说明病情加重了。

同样，西医也注意舌诊，西医认为：舌头左边特别红，可能是胰腺炎的先兆；舌头发干是糖尿病人的典型症状；舌头下端发青，反映人的心脏或肺部有危险。

为什么蘸唾液翻书不好？

唾液又叫口水，没有颜色和气味，但里面却含有淀粉酶、蛋白质、无机盐等物质。淀粉酶是一种消化酶，能把淀粉分解为糖分，起到消化食物的作用。

有人喜欢蘸上唾液来翻书，这是一个坏习惯，用手沾着唾液翻书是很不卫生的。每一页书上都有大约150万个细菌，而且在没有洗干净的手上，也会带有40

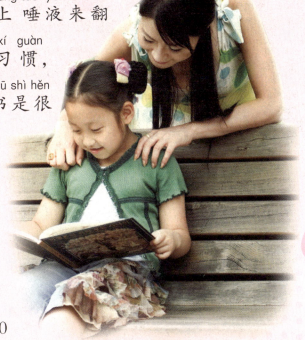

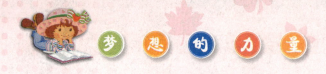

万个细菌。同时有些人的唾液里，也含有大量的细菌和病毒。如果蘸着唾液看书，就会把细菌和病毒遗留在书上，别人也以这样的方式看书，就会把病菌带入口中，很容易感染疾病。

同样的道理，在数钱的时候也不能蘸着唾液数。因为钱在无数人的手中传递，所带的细菌和病毒要更多呢！因此平时使用钱币以后，应该洗手。另外，商场的门把手和公共健身器材上都有许多的细菌和病毒，接触这些物体，回家后要先洗手，然后才能吃东西。

chī fàn wèi shén me bù néng tiāo shí
吃饭为什么不能挑食？

tiāo shí shì yī zhǒng hěn bù hǎo de huài xí guàn　xiǎo hái zi zhèng chǔ yú
挑食是一种很不好的坏习惯。小孩子正处于

zhǎng shēn tǐ de shí qī　　rú guǒ tiāo shí jiù huì yǐng xiǎng shēn tǐ fā yù　　hái
长身体的时期，如果挑食就会影响身体发育，还

huì shǐ dǐ kàng lì jiàng dī　　huàn shàng jí bìng
会使抵抗力降低，患上疾病。

bù tóng de shí wù wèi shēn tǐ tí gōng le bù tóng de yíng yǎng　　suǒ yǐ bù
不同的食物为身体提供了不同的营养，所以不

néng zhǐ chī yī zhǒng shí wù huò zhě gēn běn bù chī mǒu zhǒng shí wù　　zhè duì shēn
能只吃一种食物或者根本不吃某种食物，这对身

tǐ dōu shì bù hǎo de　　shēn tǐ de chéng zhǎng xū yào gè zhǒng　　　gè　yàng
体都是不好的。身体的成长需要各种　　各　样

de yíng yǎng　　lì rú　　dàn bái zhì　　zhī fáng　táng
的营养，例如：蛋白质、脂肪、糖

lèi　　wéi shēng sù　　tiě zhì hé gài zhì děng
类、维生素、铁质和钙质等。

zhè xiē yíng yǎng lái zì bù tóng zhǒng lèi
这些营养来自不同种类

de shí wù　　rú guǒ wǒ men zhǐ dān
的食物。如果我们只单

chī mǒu yī lèi shí wù　　jiù huì
吃某一类食物，就会

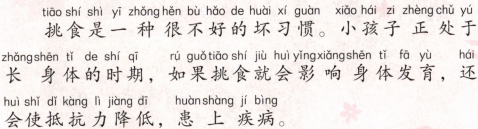

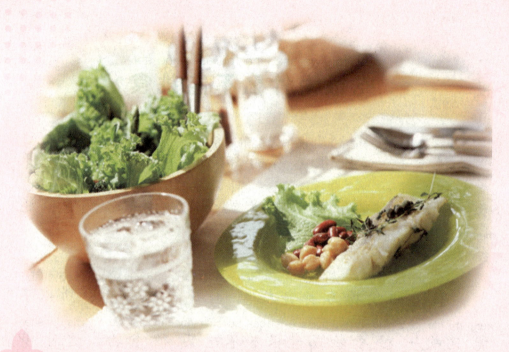

yǐng xiǎng shēn tǐ de chéng zhǎng shèn zhì huì jiàng dī shēn tǐ dǐ kàng jí bìng de
影响身体的成长，甚至会降低身体抵抗疾病的

néng lì
能力。

wèi le fáng zhǐ shí yòng guò duō de zhī fáng kě yǐ yī zhōu chī liǎng sān
为了防止食用过多的脂肪，可以一周吃两三

cì shòu ròu qí yú de shí hou chī yī xiē yú lèi jī ròu hé shū cài hūn
次瘦肉，其余的时候吃一些鱼类、鸡肉和蔬菜，荤

sù dā pèi yào dé dàng shǎo chī ròu lèi zhì pǐn hé jiā gōng guò de bāo zhuāng shí
素搭配要得当，少吃肉类制品和加工过的包 装 食

pǐn duō chī yī xiē shí lìng shū cài yī rì sān cān zhōng zǎo cān yào duō chī
品，多吃一些时令蔬菜。一日三餐中，早餐要多吃

yī xiē wǔ cān yào chī de shì zhōng wǎn cān kě yǐ shǎo chī yī xiē
一些，午餐要吃得适中，晚餐可以少吃一些。

为什么不能用茶水吃药？
wèi shén me bù néng yòng chá shuǐ chī yào

shēng bìng le jiù xū yào chī yào   yào yǒu zhōng yào hé xī yào zhī fēn
生 病了就需要吃药，药有 中 药和西药之分。

yào wù kě yǐ shā sǐ bìng jūn   bìng dú hé jì shēng chóng zēng qiáng rén tǐ de
药物可以杀死病菌、病毒和寄生 虫，增 强 人体的

dǐ kàng néng lì   gǎi shàn rén tǐ de shēng lǐ jī néng cóng ér cù shǐ bìng qíng
抵抗能力，改善人体的 生理机能，从而促使病情

hǎo zhuǎn   zhí dào huī fù jiàn kāng
好转，直到恢复健康。

yī yuàn kāi de yào de dài zi shang yī bān dōu xiě zhe   wēn kāi shuǐ sòng
医院开的药的袋子上一般都写着"温开水送

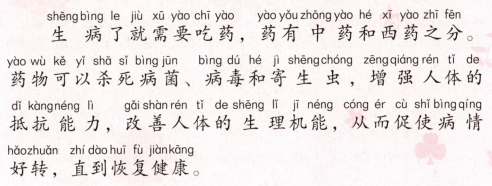

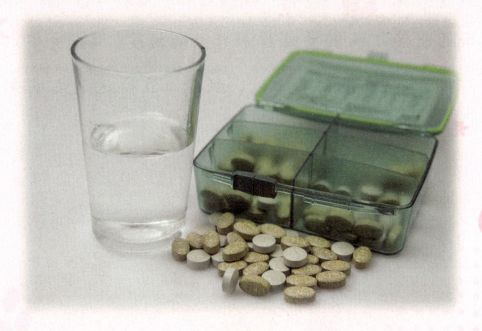

85

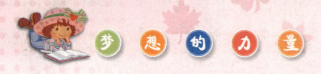

服"等字样，然而有的人却用茶水吃药。这是不好的，因为茶水中有鞣酸、茶碱等物质；而药物成分中的离子，容易和茶水中的酸、碱等成分混合，产生沉淀，不易被人体吸收，这样药效就发挥不出来了，所以不能用茶水吃药。

服药的时候最好用温水送下，带有药囊的，不要把药囊咬破，应该整个吞服，这样有助于药物的吸收。用饮料或汤粥服药也不好，因为这些东西也含有影响药物吸收和疗效的物质。药物吃下以后被肠壁吸收进入血液，经过血液输送到发病部位，从而发挥治病的作用。

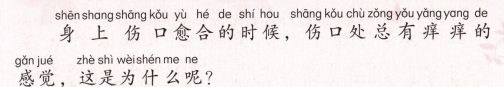

shāng kǒu yù hé shí wèi shén me huì jué de yǎng
伤口愈合时为什么会觉得痒？

shēn shang shāng kǒu yù hé de shí hou shāng kǒu chù zǒng yǒu yǎng yang de
身上伤口愈合的时候，伤口处总有痒痒的

gǎn jué zhè shì wèi shén me ne
感觉，这是为什么呢？

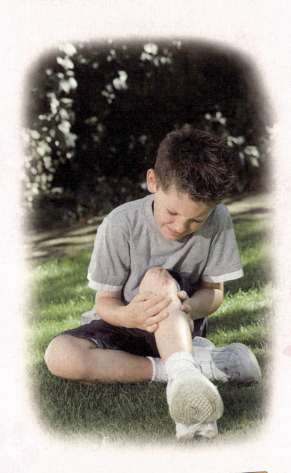

pí fū shì yóu xǔ duō
皮肤是由许多

céng gòu chéng de biǎo pí
层构成的，表皮

shì zuì wài miàn de yī céng
是最外面的一层，

biǎo pí céng zhōng yǒu yī
表皮层中有一

céng xì bāo jiào zuò shēng fā
层细胞叫作生发

céng zhè céng xì bāo yǒu hěn
层，这层细胞有很

qiáng de shēng mìng lì néng
强的生命力，能

gòu bù duàn de shēng zhǎng
够不断地生长。

rú guǒ shòu shāng de zhǐ shì
如果受伤的只是

biǎo céng de qiǎn shāng kǒu
表层的浅伤口，

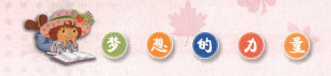

没有刺激到神经，这样仅靠生发层就能够长好，在伤口愈合过程中，就不会有痒痒的感觉。如果受伤的面积较大，伤及血管和神经，那么在愈合的过程中，重新生长出来的血管和神经都要长进肉芽组织。由于长进肉芽组织

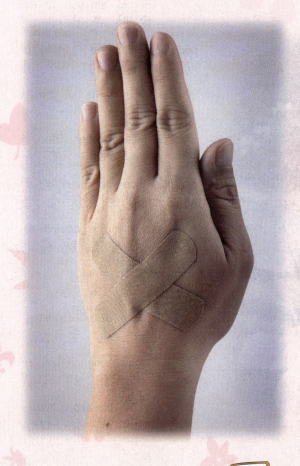

的血管比较密，在快速生长的过程中，就会刺激到新生的神经，而产生痒痒的感觉。

神经组织的再生能力很低。伤口愈合的时候，新生的神经组织出

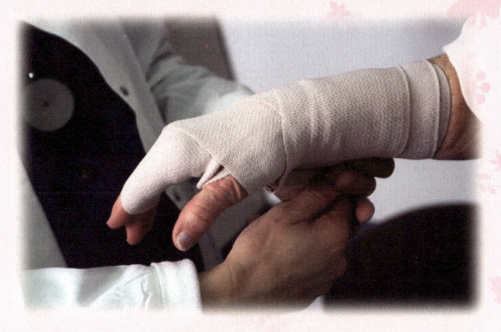

现的比较晚，一直到伤口快愈合的时候，神经末梢才会长进肉芽组织，局部才会逐渐恢复知觉，这样伤口自然就有了痒的感觉。